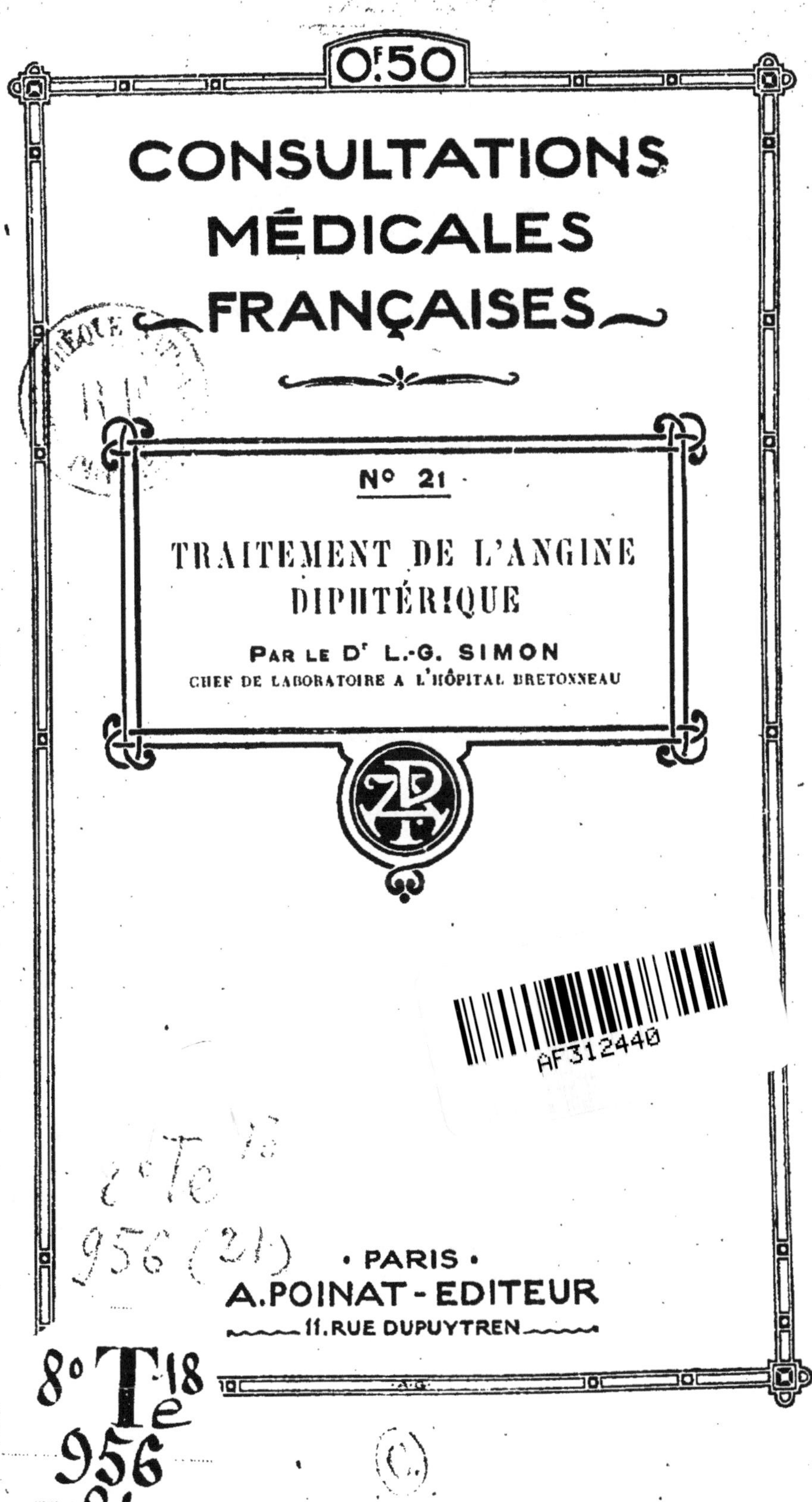

CONSULTATIONS MÉDICALES FRANÇAISES

N° 21

TRAITEMENT DE L'ANGINE DIPHTÉRIQUE

Par le Dr L.-G. SIMON
CHEF DE LABORATOIRE A L'HÔPITAL BRETONNEAU

· PARIS ·
A. POINAT - EDITEUR
11, RUE DUPUYTREN

A. POINAT, Éditeur - 11, rue Dupuytren, PARIS

Consultations Médicales

FRANÇAISES

Un fascicule par mois.

Chaque fascicule est vendu séparément (envoi franco) . . . **O fr. 50**

ABONNEMENT ANNUEL (12 fascicules) : **4 francs.**

ANNÉE 1909 — *FASCICULES PUBLIÉS :*

(*Voir page 3 de la Couverture
la liste des fascicules publiés en 1910*).

TRAITEMENT DE L'ANGINE DIPHTÉRIQUE

Par le Dr L.-G. SIMON,

Chef de laboratoire à l'hôpital Bretonneau.

Depuis les travaux de Behring et de Roux, la sérothérapie constitue le traitement classique de l'angine diphtérique; en possession d'un médicament spécifique et d'une efficacité indiscutable, il semble que les médecins aient une ligne de conduite simple à suivre et qu'ils n'aient qu'à injecter du sérum à tout malade atteint de diphtérie, et à en réinjecter jusqu'à complète guérison. La question est en réalité plus complexe : tout d'abord, on a bientôt reconnu que, malgré les services immenses rendus par le sérum, il y avait intérêt à seconder son action par des médicaments adjuvants, et nous aurons à attirer l'attention sur ces médicaments, en particulier sur le collargol et l'adrénaline.

D'autre part on avait constaté dès le début que l'emploi du sérum n'était pas sans certains inconvénients; ceux-ci, il est vrai, parurent bientôt presque négligeables en comparaison des beaux résultats de la méthode. Il en fut ainsi jusqu'à ces dernières années, où les travaux de Richet, d'Arthus, de Theobald Smith, attirèrent de nouveau l'attention sur ces faits, en révélant l'existence de l'anaphylaxie sérique. On démontrait en effet que, chez l'animal, alors qu'une première injection de sérum était relativement inoffensive, une seconde injection pratiquée quelques jours après était susceptible de déterminer des accidents fort graves et même la mort. Le danger des injections de sérum prouvé par la méthode expérimentale était donc bien réel, et dès lors la notion d'anaphylaxie jeta un trouble dans l'application intégrale de la méthode sérothérapique. Certains médecins n'osèrent plus pratiquer de réinjections dans la convalescence d'une diphtérie à l'occasion d'une paralysie ; on commença à restreindre l'emploi des injections prophylactiques. — Ces craintes sont-elles fondées? Dans quelle mesure doit-on tenir compte des notions récentes d'anaphylaxie? — Telles sont les questions de première importance qui se posent aujourd'hui à l'esprit et qui doivent être exposées tout d'abord.

I. — DE LA SÉROTHÉRAPIE ANTIDIPHTÉRIQUE EN GÉNÉRAL

Les avantages du sérum antidiphtérique ne sont plus à démontrer : l'examen de chaque cas en particulier montre que, lorsque le sérum n'est pas injecté trop tard, les fausses membranes se détachent et disparaissent en quelques jours, en même temps que la fièvre cesse, que le teint se recolore, que l'état général redevient normal. Mieux encore que toutes les impressions, les statistiques sont éloquentes : pour ne prendre que celle des Enfants-Malades, nous voyons que la mortalité qui était de 51,7 pour 100 avant l'ère du sérum est tombée aussitôt après à

24,5 pour 100, pour se maintenir depuis — suivant les années — entre 29,7 et 7,6 pour 100 (en moyenne 17 pour 100). Les statistiques de tous les pays donnent des résultats analogues. Il n'est donc pas douteux que le sérum antidiphtérique représente un merveilleux médicament et qu'il doit constituer la base du traitement de la diphtérie.

Mais, il peut déterminer certains accidents, non pas du fait de l'antitoxine qu'il contient, mais à cause des albumines du sérum de cheval dont on n'est pas encore parvenu à isoler celles-ci. Ces inconvénients ne sont donc pas spéciaux au sérum antidiphtérique, mais s'appliquent à tous les sérums employés en thérapeutique et qui sont tirés de l'organisme du cheval : ils proviennent en somme de l'introduction chez l'homme d'albumines hétérogènes; la même question se pose pour toutes les maladies susceptibles de la sérothérapie, mais elle se pose d'une façon particulièrement pressante pour la diphtérie, étant donnée la fréquence de celle-ci.

Voyons donc quels sont les accidents imputables au sérum antidiphtérique.

ACCIDENTS SÉRIQUES. — Avec Marfan et ses élèves, Weill-Hallé et Lemaire, il faut distinguer deux sortes d'accidents sériques: ceux qui surviennent chez des sujets n'ayant reçu qu'une injection ou plusieurs injections séparées les unes des autres par moins de 5 ou 6 jours, — et ceux qui surviennent à l'occasion d'une réinjection, celle-ci étant séparée des injections précédentes par un intervalle de 10 jours ou beaucoup plus ; dans le premier cas, il s'agit d'accidents dus à une sensibilité spontanée, innée, du sujet vis-à-vis de la toxicité du sérum; le second cas est tout différent, l'individu a été sensibilisé par les injections antérieures, et les accidents qu'il peut présenter rentrent alors dans le cadre de l'anaphylaxie.

A) *Après une première série d'injections* on peut voir survenir des accidents dans 14 pour 100 des cas, en moyenne, d'après les statistiques françaises; il est d'ailleurs remarquable que plus l'individu avance en âge, plus il est sujet à ces accidents, il semble donc se sensibiliser avec les années. C'est du 5ᵉ au 15ᵉ jour après la première injection que l'on voit apparaître ces accidents. Ce sont avant tout des *éruptions* :

Une *urticaire* plus ou moins généralisée, pouvant gagner les muqueuses, pouvant s'accompagner d'œdème de la face ou des membres, procédant par poussées successives et s'accompagnant d'un prurit intolérable;

Un érythème que Marfan appelle *érythème marginé aberrant,* qui est formé par une série d'anneaux plus ou moins brisés, à contours polycycliques, et qui tend à se généraliser;

Plus rarement on constate un *érythème partiel,* papuleux, maculeux ou punctiforme, qui apparaît en général au point d'injection, mais aussi dans la région sacro-fessière[1].

A ces éruptions se joignent fréquemment des phénomènes douloureux, mais passagers, *arthralgies, myalgies,* un *accès de fièvre* léger, mais qui peut cependant atteindre 39 ou 40°, quelques vomissements, un peu de diarrhée. Il faut savoir encore que cette réaction générale de l'organisme peut faire réapparaître passagèrement quelques symptômes qui avaient marqué le début de l'angine: un peu de

---

1. A la suite de Marfan, on tend de plus en plus à admettre que les érythèmes scarlatiniformes qui peuvent survenir à cette période sont des scarlatines plus ou moins frustes, et que les érythèmes morbilliforme et polymorphe sont l'expression d'infections secondaires.

rougeur du pharynx (Sevestre et Martin), un peu de tirage (Boulloche), celui-ci pouvant même nécessiter un second tubage (Marfan), une tuméfaction des ganglions du cou (Barth); il y a là un fait comparable à la reprise des phénomènes méningés que l'on peut observer à l'occasion d'accidents sériques dans la convalescence d'une méningite cérébro-spinale.

Enfin l'*albuminurie* n'est pas rare; souvent le malade en avait déjà eu pendant la période d'état de sa diphtérie; mais parfois aussi c'est un phénomène nouveau et qui est donc bien dû au sérum; il est d'ailleurs sans gravité, et disparaît en quelques jours sans laisser de traces.

Somme toute, ces accidents sont fort pénibles pour le malade, ils peuvent inquiéter la famille, *mais ils ne sauraient inquiéter réellement le médecin, qui sait que leur pronostic est essentiellement bénin, qu'ils se terminent toujours vite et bien.*

B) Les *accidents qui succèdent à une réinjection* sont plus impressionnants. Il s'agit de malades qui viennent d'avoir une diphtérie traitée par le sérum; 10 jours, 15 jours au plus après la dernière injection, on se voit obligé d'en faire une nouvelle, soit qu'ils fassent une récidive, soit qu'ils présentent de la paralysie; ils se trouvent alors dans la période où apparaît la sensibilisation imputable aux injections antérieures; — ou bien encore il s'agit de malades qui ont eu 6 mois, 1 an auparavant une injection de sérum à un titre quelconque, et qui, contractant la diphtérie, sont amenés à se faire injecter de nouveau.

Il n'est pas douteux que, dans ces conditions, les *accidents sont beaucoup plus fréquents* que chez les

malades non sensibilisés (86 pour 100 au lieu de
14 pour 100) ; ils peuvent apparaître à la même date
et avec la même forme clinique que chez les malades
injectés pour la première fois ; il semble bien cependant, que conformément aux premières recherches
de Von Pirket et Schick, ces accidents acquièrent
des caractères nouveaux : *ils sont plus intenses, ils
sont plus précoces* et se montrent dès la première
heure, quelques heures après, ou au plus tard le
lendemain de l'injection.

Ce sont surtout des phénomènes cutanés que l'on
observe : ce peut être encore une *urticaire généralisée* qui est précoce, intense, mais ne dure pas
plus de 24 heures ; c'est l'apanage des sujets qui
n'ont pas encore eu d'accidents de sérum.

Chez ceux qui ont eu des éruptions pour des
injections antérieures, il se développe au contraire
une lésion locale autour du point d'injection, une
sorte de *pseudo-phlegmon* des plus curieux : c'est
une tuméfaction œdémateuse qui envahit bientôt
la moitié de l'abdomen, la peau est lie de vin, la
palpation en est douloureuse, et laisse un godet ;
les ganglions inguinaux sont tuméfiés ; il existe de la
fièvre. Si l'on n'était prévenu, on ne pourrait s'empêcher de penser à un phlegmon diffus dû à une faute
grave d'asepsie. Il n'en est rien : sous l'influence des
pansements humides, la tuméfaction s'efface au bout
de quelques jours et tout rentre dans l'ordre, sans
intervention chirurgicale.

Cependant, dans certains cas, les accidents peuvent être plus graves et comportent d'autres symptômes que des éruptions. C'est ainsi que Babonneix
a rapporté récemment le cas d'un enfant auquel on
se vit obligé de faire une nouvelle injection de
sérum, onze jours après une série de piqûres ;

quelques heures après, l'enfant fut pris de pâleur, d'abattement, de tachycardie; puis apparut une anurie presque complète à laquelle succéda bientôt une albuminurie presque massive, qui guérit d'ailleurs dans la suite.

Mais de pareilles observations sont absolument exceptionnelles; et en général tout se réduit aux manifestations cutanées.

Ces phénomènes sont tout à fait comparables aux *accidents anaphylactiques* que l'on peut déterminer expérimentalement chez l'animal : comme eux, ils surviennent chez des individus qui ont été sensibilisés par une ou plusieurs injections antérieures; comme eux, ils surviennent avec une certaine brusquerie, quelques heures ou au plus tard le lendemain de l'injection. D'ailleurs, expérimentalement, on a pu provoquer chez le lapin le pseudophlegmon de la paroi (phénomène décrit par Arthus) et chez le chien des éruptions prurigineuses. L'assimilation est donc parfaite.

Mais on sait que si, chez l'animal en période anaphylactique, on réinjecte du sérum dans certaines conditions, on provoque des convulsions fréquemment suivies de mort. En est-il de même chez l'homme? *Nous sommes ainsi amenés à discuter les cas où la mort aurait été déterminée chez l'homme par des injections de sérum antidiphtérique.*

Nous nous sommes astreint à revoir ces observations et voici ce que nous en pensons : beaucoup n'ont aucune valeur scientifique et doivent être complètement rejetées. D'autres sont plus troublantes, surtout celles où il s'agissait d'enfants en bonne santé antérieure, n'ayant aucune tare, qui reçurent du sérum, non pas au cours d'une diphtérie, mais à titre prophylactique; quelques minutes, quelques heures après, surviennent des accidents qui conduisent à la mort, en même temps qu'apparaissent sur la peau des éléments urticariens qui évoquent bien l'idée d'une influence sérique. Tel est, par exemple, le cas du fils du professeur Langerhaus, dont l'histoire fit tant de bruit au début de la sérothérapie.

Tantôt la mort survient 3 ou 4 jours après le début des accidents, avec des convulsions survenues au cours d'anurie ou d'albuminurie massive. — Tantôt, comme dans les faits rapportés récemment par Herbert Gillette, l'évolution est beaucoup plus rapide : quelques minutes après l'injection, le sujet présente une dyspnée caractérisée par une ampleur remarquable des mouvements respiratoires qui deviennent bruyants; puis les mouvements respiratoires se ralentissent, la face devient violacée, la respiration s'arrête, le sujet perd connaissance et finit par mourir au bout de 5 à 10 minutes. C'est là un tableau tout à fait identique à celui qu'a observé le professeur Hutinel après des injections intra-rachidiennes de sérum au cours de la méningite cérébro-spinale et que M. Netter a minutieusement analysés dans un rapport tout récent. Nul doute donc que la mort ne soit ici le fait du sérum.

Il est à noter d'ailleurs qu'on ne saurait, semble-t-il, parler d'anaphylaxie pour ces accidents car ils surviennent aussi bien après une première injection qu'à la suite d'une réinjection.

Cependant on remarquera que ces cas malheureux ont tous été observés à l'étranger ou dans les premières années de la sérothérapie en France, et c'est là une constatation capitale : à l'étranger, on injecte quelquefois le sérum dans les veines, or l'expérimentation nous apprend que la mort ne se produit chez l'animal que si l'on pratique la réinjection dans les veines ou le cerveau ; on ne peut la provoquer par une injection sous-cutanée. Il est logique de penser qu'il en est de même chez l'homme, et que certains désastres ne se seraient pas produits si on avait toujours injecté le sérum sous la peau.

D'autre part, la préparation du sérum à l'étranger est restée à peu près ce qu'elle était au début, c'est-à-dire que le sérum conserve un certain degré de toxicité ; en France, on n'a observé des accidents tant qu'on avait conservé les anciens modes de préparation ; mais on a reconnu que le chauffage discontinu du sérum pendant une heure, 4 jours consécutifs, à 56°, non seulement le stérilisait par tyndallisation, mais encore *atténuait considérablement sa toxicité* sans diminuer d'une façon appréciable son pouvoir curatif ou prophylactique ; or, depuis plus d'une dizaine d'années que la préparation du sérum est ainsi modifiée à l'Institut Pasteur, on n'a plus constaté en France, à notre connaissance, un seul cas de mort à la suite d'injection sous-cutanée de sérum antidiphtérique et si on en a observé au cours de la sérothérapie antiméningococcique, c'est très probablement parce que le sérum est injecté directement dans le canal rachidien.

De sorte que, pour résumer cette revue hâtive des accidents dus au sérum antidiphtérique, on peut dire qu'*actuellement, en France, le sérum chauffé à 56°, que prépare l'Institut Pasteur, et employé en injections sous-cutanées, détermine fréquemment des éruptions, rarement des accidents viscéraux, que les uns et les autres sont bénins,*

*

fugaces et guérissent toujours rapidement sans laisser de traces. Ces accidents sont peu de chose en comparaison de la gravité de la diphtérie, et s'il est bon de s'abstenir toutes les fois qu'une injection ne paraît pas d'une réelle utilité, ils ne doivent pas entrer en ligne de compte quand la sérothérapie est manifestement indiquée. •

PROPHYLAXIE DES ACCIDENTS SÉRIQUES. — Il serait cependant à désirer qu'on puisse diminuer encore davantage la fréquence de ces incidents si pénibles pour le malade; il faut, d'une part, chercher à diminuer la toxicité propre du sérum; — d'autre part, s'efforcer d'éviter la sensibilisation par des injections antérieures, l'anaphylaxie.

La toxicité a déjà été très diminuée par le vieillissement du sérum et surtout son chauffage à 56°-57°; on a cherché à faire mieux : on a essayé de modifier le sérum par une série de substances chimiques ou d'agents physiques (rayons X, congélation suivie de dégel, filtration), sans arriver à de bons résultats. Carnot a préconisé la digestion du sérum par un suc gastrique artificiel; aucun de ces procédés n'a encore reçu de consécration pratique. — Le meilleur moyen consiste actuellement à administrer au malade des sels de calcium, qui agissent d'ailleurs par un mécanisme obscur; on a surtout préconisé le *chlorure de calcium,* qu'on peut donner de la façon suivante :

Chlorure de calcium . . . . 1 gramme.
Eau distillée . . . . 50 grammes.

à donner dans la journée par cuillerées à café ou à entremets dans un peu de lait, ou d'eau aromatisée avec du rhum, de l'alcool de menthe, pour masquer le goût désagréable de ce médicament. Continuer pendant les 6 ou 8 jours qui suivent l'injection de sérum.

Nous croyons qu'on peut obtenir mieux avec le *lactate de calcium* donné de la même façon à la dose de 1 gramme ou de 0 gr. 75 par jour pendant 8 jours. M. Gendron, interne à l'hôpital Bretonneau, l'a essayé, dans le service de M. le docteur Guinon, sur des enfants recevant du sérum à titre prophylactique, et il a bien voulu nous communiquer les très beaux résultats qu'il a obtenus : parmi 17 enfants ayant eu du lactate, 1 seul a présenté une éruption au 9° jour (moyenne : 5,8 0/0) ; 27 autres enfants ont été mis en observation *dans la même période* : 12, qui n'avaient pas reçu de lactate, ont eu des éruptions (moyenne : 44 0/0). Ces recherches seront continuées, mais il nous semble dès à présent que le lactate de calcium doit être préféré au chlorure.

Pour *éviter l'anaphylaxie*, le meilleur moyen serait de réinjecter une antitoxine provenant d'un animal autre que le cheval, du sérum de chèvre ou d'âne, par exemple.

Cette question a déjà été envisagée à l'Institut Pasteur de Paris ; cependant nous ne croyons pas qu'il soit encore facile aujourd'hui, pour le médecin, de se procurer un tel sérum.

On devra donc simplement se conformer à certaines règles qui découlent des recherches expérimentales.

1° Les accidents graves ne se produisent chez l'animal qu'après des injections intra-cérébrales ou intra-veineuses ; *il ne faudra donc jamais, en clinique, injecter de sérum dans les veines.* Certains auteurs étrangers persistent à les employer ; or MM. Marfan et Richardière, qui les ont essayées dans des cas très graves et chez des enfants qui n'avaient pas encore reçu de sérum, n'ont pas constaté qu'elles fussent plus efficaces. On doit donc les rejeter formellement de la pratique médicale, puisqu'elles sont inutiles et peuvent être dangereuses.

2° Il n'y a pas d'intérêt à employer la voie rectale, car Lesné a montré expérimentalement qu'on pouvait réaliser l'anaphylaxie par cette voie, et l'on a observé des accidents chez l'homme à la suite de lavements répétés de sérum antituberculeux de Marmorek. Par la voie gastrique, on n'a jamais d'anaphylaxie, mais elle est pratiquement inutilisable, car même si l'on ajoute au sérum du bicarbonate de soude et de la morphine comme le font les auteurs américains pour neutraliser et paralyser les sucs digestifs, il ne passe dans la circulation qu'une faible quantité d'antitoxine; le dégoût du malade empêcherait d'ailleurs bien vite cette méthode. *Ce sont donc les injections sous-cutanées qu'on emploiera dans tous les cas.*

3° L'expérimentation et la clinique montrent que la sensibilisation n'apparaît chez l'animal que, lorsque tout le sérum de cheval a été éliminé; il faut donc pour éviter l'anaphylaxie *au cours du traitement d'une angine diphtérique, maintenir constamment le malade sous l'influence du sérum :* c'est ainsi que lorsqu'on a affaire à une angine grave et qu'on est en droit de craindre l'apparition dans la convalescence d'accidents qui nécessiteront de nouveau l'emploi du sérum, il est prudent de continuer les injections même lorsque les membranes ont disparu et d'inoculer tous les quatre ou cinq jours au moins 10 c.c. jusqu'à ce que toute crainte de ces accidents ait disparu. Les malades n'ont pas ainsi le temps de s'anaphylactiser.

4° Néanmoins, on peut être amené à pratiquer une réinjection *chez des malades* que l'on a lieu de croire *sensibilisés*. Dans ce cas encore, nous avons *deux moyens d'éviter l'anaphylaxie* : *a*) on peut *injecter d'emblée une forte dose*, 40 c.c. par exemple; *b*) on peut au contraire *essayer de vacciner* contre l'anaphylaxie *par des doses très légères*, comme l'a montré expérimentalement Besredka ; on injectera donc sous la peau 5 c.c. de sérum comme le fait Lesné, et les jours suivants, on emploiera des doses progressivement croissantes. Ces deux procédés ne seront pas employés indistinctement : s'il s'agit d'un enfant qui est au début d'une angine diphtérique et qui a déjà reçu, six mois ou un an auparavant, du sérum à un titre quelconque, il faut agir vite et il vaut mieux employer d'emblée la forte dose et injecter 40 c.c. Au contraire, lorsque l'enfant est en cours de traitement pour une angine, s'il y a lieu, pour une paralysie par exemple, de recommencer la sérothérapie après un arrêt de 8 à 10 jours, il est préférable d'injecter 5 c.c., puis d'augmenter progressivement les jours suivants.

TRAITEMENT DES ACCIDENTS SÉRIQUES. — Il n'y a que peu de chose à faire; on se bornera à tenir les enfants au lit et à prescrire la diète lactée. En cas d'urticaire intense et très prurigineuse, on se trouvera bien de pulvérisations avec la solution suivante :

Acide phénique.	25 grammes.
Alcool ou glycérine	25 —
Eau	950 —

ou des onctions répétées avec des pommades dont la suivante peut être prise comme type :

Oxyde de zinc . . . . 4 grammes.
Menthol. . . . . 0 gr. 25
Chlorhydrate de cocaïne . . . . 0 gr. 10
Axonge benzoïnée. . . . . }
Lanoline . . . . } ãã 15 grammes.

Si les douleurs articulaires sont trop vives, on prescrira de petites doses d'*antipyrine* ou d'*aspirine*.

Voyons maintenant comment, dans la pratique, dans un certain nombre de cas déterminés, on aura à appliquer ce traitement sérique, et quels médicaments il sera bon de lui adjoindre.

Nous étudierons d'abord le traitement de l'angine diphtérique commune, habituelle; puis celui de l'angine maligne; enfin nous dirons quelques mots des complications.

II. — TRAITEMENT DE L'ANGINE DIPHTÉRIQUE COMMUNE

Nous désignons sous ce nom, avec le professeur Marfan, la forme habituelle à laquelle on a encore appliqué la dénomination d'angine diphtérique bénigne (Rocaz), de forme locale de la diphtérie pure (Sevestre et Martin), d'angine diphtérique normale (Dieulafoy) : début insidieux par un malaise vague, un peu de fièvre, une gêne légère à la gorge; puis formation de membranes *blanches* plus ou moins étendues dans le fond de la gorge, sans inflammation bien marquée de la muqueuse qui les environne; adénopathie cervicale légère, fièvre modérée, albuminurie inconstante et peu accusée; tels sont

les caractères de cette forme d'angine diphtérique,
qui est de beaucoup la plus fréquente.

En présence de ces symptômes, il faut instituer
la SÉROTHÉRAPIE, qui constituera la base du traitement. Mais à quel moment faire la première injection? Quelle dose injecter? Faut-il pratiquer plusieurs injections?

Pour faire la première injection, il serait théoriquement préférable d'avoir un diagnostic confirmé
par l'examen bactériologique, car nous avons vu
qu'il ne fallait pas injecter du sérum inutilement.
Mais l'examen direct sur frottis donne des résultats
très inconstants auxquels il est impossible de se
fier, quel que soit le procédé employé (méthode de
Neisser, de Deguy, etc.); il faut donc recourir à la
culture; mais celle-ci demande au moins dix-huit
heures; il faudrait donc reporter au lendemain le
début du traitement efficace; or le pronostic d'une
diphtérie dépend de la précocité du traitement. La
culture doit sans doute être faite toutes les fois
qu'on le peut; elle donnera des renseignements
utiles pour la suite du traitement, mais c'est la
clinique seule qui au début doit commander l'intervention : si le diagnostic d'angine diphtérique est
cliniquement certain ou seulement probable, il faut
injecter du sérum sans attendre. Si, cliniquement,
la diphtérie est peu probable, on pourra attendre le
résultat de la culture; il faut se rappeler d'ailleurs
que celle-ci nécessite certaines précautions, prendre
comme milieu de culture du sérum de bœuf, récemment coagulé et bien transparent, prélever, avec un
fil de platine préalablement porté au rouge, puis
bien refroidi à l'air, non pas une goutte de salive
comme on le fait trop souvent, mais un fragment
de membranes et faire ce prélèvement au moins

trois heures après tout lavage ou badigeonnage de gorge, et même, de préférence, avant qu'on ait employé tout traitement local de ce genre ; le tube de culture ainsi ensemencé sera envoyé dans un laboratoire compétent. Si celui-ci répond qu'il n'y a pas de bacilles de Löffler, la bactériologie étant d'accord avec la clinique, la question sera définitivement jugée. Mais si l'examen de culture révèle du bacille diphtérique alors qu'il s'agit d'une angine cliniquement érythémateuse, pultacée, ou phlegmoneuse, en présence de ce désaccord, la conduite à tenir est fort embarrassante : s'agit-il d'une angine banale chez un porteur de B. de Löffler (et le cas est très fréquent en milieu contaminé, spécialement chez les médecins ou les infirmiers qui soignent les diphtériques) ou s'agit-il d'une de ces formes anormales d'angine diphtérique, comme Dieulafoy, Martin en ont rapporté des exemples? La question nous paraît insoluble, l'inoculation au cobaye pourrait donner des indications sur la virulence du germe, mais c'est une méthode qui exige plusieurs jours, et d'ailleurs un germe peut être virulent pour l'animal sans qu'on puisse en conclure qu'il soit réellement pathogène pour l'homme. Aussi, dans le doute, croyons-nous qu'il est prudent de se comporter comme s'il s'agissait d'une diphtérie et d'injecter du sérum.

La sérothérapie étant indiquée, comment l'instituer? On se servira toujours de la voie sous-cutanée.

On injectera donc sous la peau de la cuisse ou de l'abdomen avec une seringue de Roux, ou mieux de Lüer, pouvant contenir 20 c.c. et préalablement stérilisée, avec son embout de caoutchouc et son aiguille de platine, par une ébullition de dix minutes (laisser refroidir les instruments avant d'aspirer le sérum pour ne pas le coaguler ni diminuer son activité).

Quelle dose injecter? Cela dépend de la gravité et de l'âge. Jusqu'à un an, on doit injecter 10 c.c. pour les formes moyennes, et 20 c.c. dans les formes avec extension de membranes; après un an, 20 c.c. dans les diphtéries communes, et 30 quand il y a beaucoup de membranes; ces chiffres enfin seront respectivement de 30 et de 40 chez les adolescents et les adultes. Si l'enfant a déjà reçu du sérum quelques semaines ou quelques mois avant, il y a intérêt à injecter d'emblée une grosse dose, 40 c.c. en moyenne.

La question du renouvellement de l'injection est assez délicate et dépend surtout de l'impression du médecin : nous avions proposé un critérium plus précis, basé sur l'examen du sang; nous avons montré en effet que l'injection de sérum provoque d'abord une baisse du chiffre des leucocytes dans les deux heures qui suivent l'injection; puis, si la dose injectée a été suffisante, le taux des leucocytes remonte rapidement, atteint et dépasse quatre heures après le chiffre initial : si au contraire la dose a été insuffisante, l'hyperleucocytose secondaire ne se montre pas ou est beaucoup plus tardive; deux examens de sang rapides, l'un avant l'injection, l'autre quatre heures après, donnent donc à ce sujet des indications très exactes. Il faut reconnaître que, dans la pratique de ville, ces examens sont difficiles à faire, et c'est encore sur l'analyse clinique des symptômes qu'il faudra uniquement se baser; les règles indiquées par M. Marfan nous paraissent à ce sujet excellentes : « Dans les diphtéries communes, il arrive assez souvent que la première injection suffit; en tout cas, nous attendons en général quarante-huit heures avant de la renouveler; ce laps de temps écoulé, si la température reste encore supérieure à 58°, si les fausses membranes ne sont pas complètement détachées, nous renouvelons l'injection ; quand l'amélioration est évidente, nous n'injectons que la moitié de la première dose; si l'amélioration ne nous paraît pas suffisante, nous injectons une dose égale à la première. Dans ces cas de diphtérie commune, il est assez rare qu'on soit obligé de faire une troisième injection ».

On arrive ainsi à injecter en moyenne de 40 à 80 c.c., quelquefois plus, jusqu'à 100 c.c. : on dépasse ainsi et de beaucoup les doses qui étaient recommandées au début de la méthode sérothérapique.

Moyens adjuvants. — Le sérum peut suffire à lui seul pour guérir rapidement l'angine diphtérique commune; il est bon cependant de favoriser son action par certains moyens thérapeutiques qui abrègent encore la durée de l'angine.

Le traitement local est utile, tant pour débarrasser la gorge et rejeter au dehors les fausses membranes qui tendent à se détacher, que pour diminuer l'inflammation de la muqueuse et, par suite, la dysphagie légère accusée par les malades.

Les *pulvérisations*, avec le petit appareil à réchaud d'alcool que l'on trouve dans toutes les pharmacies, nous ont toujours donné d'excellents résultats; les enfants de l'âge de trois ou quatre ans s'y soumettent très bien; et, pratiquées toutes les trois heures environ, elles font disparaître presque complètement toute sensation de gêne au fond de la gorge. On mettra de l'eau pure dans la petite chau-

dière, et, dans le verre qui est à côté, on ver-
sera simplement de l'eau bouillie avec cinq à
dix gouttes de teinture d'eucalyptus. Cette méthode
nous paraît indiquée surtout quand la dysphagie est
accentuée.

Les *gargarismes* suffisent parfois à condition
qu'ils soient bien faits : « il faut mettre dans la
bouche une petite quantité de liquide, parce qu'ainsi
la gorge la tolère mieux ; la tête est fortement ren-
versée en arrière ; les mâchoires sont écartées
au maximum ; enfin le sujet émet le son « ha,
ha, ha » le plus guttural possible » (Marfan). Mais
les enfants très jeunes et même de grandes per-
sonnes sont incapables de se gargariser ; aussi le
plus souvent, c'est aux lavages de gorge qu'il
faudra recourir.

Les *lavages de gorge* se font avec les mêmes
liquides que les gargarismes : on a préconisé un
grand nombre de formules : l'eau phéniquée à
1 pour 500, la liqueur de Labarraque diluée à
2 pour 100. Mais ces liquides laissent un goût
désagréable dans la bouche et sont difficilement
acceptés par le malade. — On se sert le plus souvent d'une dilution d'eau oxygénée à 4 pour 100, à
laquelle on doit ajouter, pour un litre, une à deux
cuillerées à café de bicarbonate de soude pour neutraliser l'acide qui a servi à préparer l'eau oxygénée
et dont il reste toujours des traces ; même avec
cette précaution indispensable, les malades conser-
vent, après les lavages, une saveur métallique dont
ils se plaignent souvent. — D'ailleurs, les lavages
agissant surtout comme moyens mécaniques, il est
inutile, dans ces formes habituelles, d'y ajouter des
antiseptiques, et en général nous prescrivons simplement, pour avoir un liquide alcalin et isotonique :

Eau bouillie. . . . . 1 litre.
Chlorure de sodium . . . . . . { āā deux cuillerées
Bicarbonate de soude . . . . . {   à café.

Pour faire ces lavages on emploie un appareil analogue à celui qui sert pour les injections vaginales ; le bock est placé assez haut, et la canule — qui doit être en os et non en verre — est introduite entre les dents de l'enfant que l'on maintient, la tête penchée en avant au-dessus d'une cuvette et le cou garni d'une toile cirée, puis on fait passer un demi-litre ou un litre, avec des intervalles de repos.

L'engorgement ganglionnaire est rarement considérable dans cette forme, on fera bien cependant de mettre des *compresses humides autour du cou*, recouvertes de taffetas chiffon et maintenues par une bande.

Enfin, comme dans toute maladie infectieuse, il ne faut pas négliger l'hygiène générale du malade ; il est bon d'*aérer* fréquemment la chambre ; on peut même laisser constamment une fenêtre entre-bâillée, tout en maintenant par un feu de bois la température de la pièce aux environs de 15° et en évitant que le malade se découvre. On ne diminuera pas trop l'alimentation ; jusqu'à deux ans, on donnera du lait pur ou coupé d'un tiers d'eau, toutes les heures ou toutes les deux heures ; mais, chez les enfants plus grands, on ajoutera du bouillon, des jaunes d'œuf, du jus de viande ; tous les médecins ont remarqué que la convalescence était plus facile quand on procédait ainsi.

Le traitement de la forme commune de l'angine diphtérique est donc simple et ne suscite guère de controverses : sérothérapie à doses moyennes, lavages de gorge, aération, alimentation soutenue ; ces

seuls moyens permettront d'obtenir une guérison
complète en trois, quatre ou cinq jours.

Il n'en est pas de même dans la diphtérie maligne

III. — TRAITEMENT DE LA DIPHTÉRIE MALIGNE

Cette forme est d'un diagnostic aisé : les fausses
membranes tapissent tout le fond de la gorge, elles
sont sanieuses, grisâtres, et exhalent souvent une
odeur fétide ; du nez s'écoule un liquide brunâtre ;
l'adénopathie sous-maxillaire est considérable et
donne l'aspect du cou proconsulaire. Le teint est
plombé avec quelques taches violacées sur les joues ;
le pouls est fréquent et dépressible, les urines con-
tiennent une quantité notable d'albumine.

Cette forme, qui est très grave, nécessite un traitement énergique :

La *sérothérapie* doit être instituée aussitôt que
possible, d'autant plus que c'est souvent parce qu'on
a trop tardé que l'angine a déjà revêtu cette évolution. Il faut, pour la première fois, injecter *au
minimum* 20 c.c. avant un an, 30 c.c. chez les
enfants de plus d'un an, 40 c.c. chez les adolescents et les adultes ; certains médecins conseil-
lent même d'aller pendant la phase aiguë jusqu'à
60 c.c. par jour. Il faut injecter une dose identique le lendemain ; quelquefois même, lorsque la
situation paraît particulièrement grave, on doit injecter une certaine quantité de sérum, douze heures
après la première piqûre. On doit répéter ainsi
journellement les injections avec la même dose,
ou avec des doses un peu moins fortes tant qu'on
voit encore des fausses membranes ; quand on n'en
voit plus, on doit néanmoins continuer à injecter,

tous les deux ou trois jours, 10-20 c.c.; car il n'est pas rare qu'il se constitue encore, dans le cavum, des membranes qui échappent à l'examen clinique. Mais il y a une autre raison : c'est dans ces formes qu'ont le plus de chance d'apparaître, du 8ᵉ au 12ᵉ jour, des symptômes graves, d'allure cardio-bulbaire, qui nécessitent l'emploi du sérum; or il est de première importance de maintenir les enfants sous l'influence du sérum pour éviter l'anaphylaxie, et d'autre part il est certain que ces injections répétées diminuent la possibilité et la gravité de ces accidents, comme le montre la statistique récente de Méry, Weill-Hallé et Parturier. On pourra donc avoir à injecter dans ces formes jusqu'à 500, 800 c.c. de sérum, ou plus encore.

Le traitement local comportera des compresses humides en permanence autour du cou, des lavages de gorge répétés toutes les trois heures; on fera bien, dans l'intervalle des lavages, de badigeonner le pharynx avec un tampon d'ouate monté et imprégné d'une des substances antiseptiques suivantes : eau oxygénée pure, glycérine phéniquée à 1/20, liqueur de Gram ou de Lugol. On introduira dans le nez plusieurs fois par jour quelques gouttes de la solution suivante :

Argent colloïdal	1 gramme.
Eau distillée	20 grammes.

C'est dans cette forme surtout que la *médication générale* doit venir au secours du sérum :

Il faut s'adresser au *collargol en frictions*, mais de préférence aux injections intra-musculaires ou intraveineuses d'*électrargol* (5 à 10 c.c. par jour suivant l'âge). Il n'est pas douteux, comme l'a montré Netter, que ce médicament améliore notablement le pronostic de l'angine maligne.

M. Marfan recommande les injections d'*huile iodée*, l'iode étant un atténuant de la toxine diphtérique (injection tous les jours pendant trois ou quatre jours, de 1 c.c. d'huile iodée à 5 pour 100).

Il faut soutenir ces enfants par une alimentation reconstituante; pendant les premiers jours, on donnera du lait auquel on ajoutera un peu de café, quelques grogs légers; assez rapidement la fièvre baisse, c'est alors surtout qu'il faut s'adresser au jus de viande, au bouillon de veau ou de poulet, aux bouillies, aux jaunes d'œuf; nous avons même vu une surveillante donner à ces enfants systématiquement de la viande crue râpée dès que la fièvre avait disparu, et ils s'en trouvaient très bien.

Mais, à côté de ces indications générales, il y a d'autres médicaments qu'on peut être amené à donner pour combattre l'asthénie, l'hypotension artérielle, la tendance au refroidissement et au collapsus. Il faut recommander particulièrement à cet effet les *bains sinapisés chauds, les injections de sérum artificiel ou de sérum de Chéron, les injections de caféine, de spartéine ou de strychnine* :

```
Caféine . . . . . . . . . . . . . . . .    2 grammes.
Benzoate de soude . . . . . . . . .    2 gr. 50
Eau distillée . . . . . . . . . . . .    10 c.c.
       (Injecter de 1/2 c.c. à 2 c.c. suivant l'âge.)

Sulfate de spartéine . . . . . . . . .    0 gr. 20
Eau distillée . . . . . . . . . . . . .    10 c.c.
       Pour 10 ampoules de 1 c.c. (injecter de 1/2 c.c. à 2 c.c.
       suivant l'âge).

Sulfate de strychnine. . . . . .    5 milligrammes.
Eau distillée . . . . . . . . . .    10 c.c.
       (Injection de 1/2 c.c. à 2 c.c.)
```

Enfin il est une médication que l'on essaye depuis peu de temps, mais sur laquelle nous ne saurions trop insister, étant donnés les bons résultats qu'on en a déjà obtenu : c'est l'*opothérapie surrénale*. On sait que la toxine diphtérique a une affinité particulière pour les capsules surrénales et que les lésions de ces glandes sont constantes et graves chez les animaux injectés avec cette toxine. Or, la clinique montre que chez les malades atteints d'angine maligne, on retrouve l'hypotension artérielle, la tendance à la syncope, le signe de la ligne blanche, tous signes d'hypoépinéphrie. Il était donc logique d'essayer l'opothérapie surrénale : c'est ce qu'ont fait Netter, Sergent, Martin et Darré, avec un succès incontestable : on peut employer l'adrénaline seule ou l'extrait total des surrénales. Si les signes d'hypotension artérielle sont prédominants, on donnera l'*adrénaline* : on désigne sous le nom de *solution mère* une solution aqueuse à 1/1000ᵉ de chlorhydrate d'adrénaline; c'est cette solution qui sert de base aux prescriptions : on donnera par jour de 5 à 10 gouttes (jusqu'à 20 gouttes chez l'adulte) de cette solution, à prendre par la bouche, dans un peu d'eau ou de sirop, en trois ou quatre fois; ou bien on fera une injection de sérum artificiel dans lequel on aura fait mettre de II à X gouttes au maximum de solution mère (sérum adrénaliné). L'adrénaline a tous les avantages d'un produit défini et bien dosable; cependant, quand les signes d'intoxication, de prostration, sont très prononcés, on peut avoir intérêt à employer l'extrait total des surrénales pour utiliser leurs propriétés antitoxiques, et on donnera, par exemple : de 0 gr. 25 à 1 gramme par jour de *poudre sèche de surrénale*.

Lorsque ces angines diphtériques entrent en convalescence, toutes les craintes ne sont pas encore dissipées, car on peut voir alors se dérouler ce que le professeur Marfan a si bien décrit sous le nom *de syndrome secondaire de la diphtérie maligne*. Les membranes sont tombées, et malgré cela l'enfant reste pâle, apathique, immobile dans son lit; puis apparaît une paralysie du voile du palais, l'albuminurie se montre à nouveau; le tableau devient dès lors rapidement grave, les extrémités pâlissent et se refroidissent, le pouls très faible bat très rapidement avec des irrégularités, ou au contraire est très ralenti; le cœur est dilaté et le foie gros; enfin apparaissent des vomissements qui sont le signal précurseur de la mort : brusquement, à l'occasion d'un mouvement, une syncope survient et l'enfant meurt sans un cri, sans aucun symptôme de souffrance. Ces accidents nécessitent une thérapeutique énergique, qui, malgré toute la gravité du cas, pourra cependant être parfois efficace.

De nouvelles injections de sérum s'imposent; si depuis la dernière, il y a un intervalle d'une dizaine de jours, on peut craindre l'anaphylaxie; malgré tout, la plupart des médecins d'enfants estiment que devant la gravité des accidents il n'y a pas lieu d'hésiter. Nous avons nous-même sous les yeux sept observations où, pour un motif de ce genre, on a été obligé de refaire du sérum plus de dix jours après la dernière injection; un seul des malades a fait, cinq jours après, un érythème ortié sans fièvre, les autres n'ont présenté aucun accident. D'autres médecins ont été moins heureux, ils n'en proclament pas moins la nécessité de recourir aux injections de sérum. On fera bien cependant d'employer certaines précautions : on pourra injecter d'emblée une grosse dose, 40 c.c. par exemple; il vaut peut-être mieux, suivant la pratique de Lesné, vacciner en quelque sorte l'enfant par une première injection sous-cutanée de 5 c.c. puis augmenter les doses les jours suivants. On fera alors de 10 à 20 c.c. chaque jour ou tous les deux jours, jusqu'à la disparition des accidents.

Il va sans dire que c'est à ce moment surtout qu'on prescrira les tonicardiaques et l'adrénaline : il faut, dans cette situation critique, faire œuvre de tout, et chaque jour, tant que persisteront les craintes, on fera 1 ou 2 injections de caféine, strychnine ou spartéine, on donnera par la bouche de 5 à 10 gouttes d'adrénaline.

IV. — TRAITEMENT DES COMPLICATIONS

Nous serons bref sur ce chapitre, ne pouvant entrer ici dans l'étude du traitement du croup, qui nous entraînerait beaucoup trop loin et qui est d'ailleurs aujourd'hui parfaitement au point.

Dans les localisations extra-pharyngées de la diphtérie, on se trouvera bien d'employer le sérum *in situ*; en cas de conjonctivite, on lave l'œil à l'eau boriquée, puis on y instille quelques gouttes de sérum antidiphtérique et on renouvelle cette opération plusieurs fois par jour; sur les plaques de diphtérie cutanée, on applique des compresses imbibées de sérum, on ne recouvre pas de tissu imperméable, mais on change la compresse quand elle est séchée. Dans le nez, contre le coryza si fréquent, on introduira quelques gouttes de sérum, mais surtout un peu de la pommade suivante :

Vaseline. . . . . 30 grammes.
Acide borique. . . . . 5 —
Menthol ; . . . . 0 gr. 10

ou quelques gouttes de :

Huile d'olives. . . . . 30 grammes.
Eucalyptol . . . . 1 gramme.

Ou, encore, quelques gouttes d'une solution aqueuse de collargol à 1/20.

Enfin, s'il y a des membranes dans la *bouche* et qu'elles persistent trop longtemps, on les touchera avec une solution de nitrate d'argent à 1/25.

Si l'on constate les signes d'un *adénophlegmon du cou*, il faut essayer d'empêcher la suppuration par des compresses chaudes et des frictions de collargol. Si l'abcès se forme, il faut inciser dès que la fluctuation est évidente.

L'*otite moyenne* comporte le traitement habituel.

Enfin les microbes d'infection secondaire peuvent gagner les bronches et déterminer des lésions de *bronchopneumonie* : on emploiera, le plus tôt possible la médication, par les bains très chauds, suivant la méthode de Renaut : toutes les trois heures, on donnera un bain à 38° pendant 10 minutes. Dans l'intervalle, on fera bien de faire des enveloppements humides du thorax (prendre une serviette ou une compresse de tarlatane de huit doubles d'épaisseur, la tremper dans l'eau à la température de la chambre, l'enrouler autour du thorax, de l'aisselle à l'ombilic, en laissant les bras libres; recouvrir avec du taffetas gommé, du taffetas chiffon ou une toile cirée). En outre, M. Marfan conseille la potion suivante :

Ergotine . . . . 1 gramme.
Sulfate de strychnine. . . . . 5 milligrammes.
Sirop d'écorce d'oranges amères. 50 grammes.
Eau distillée. . . . . q. s. p. 120 c.c.

(Une cuillerée à café contient 4 centigr. d'ergotine et 1/5
de milligramme de strychnine, donner de 2 à 5 cuillerées à café par jour, suivant l'âge.)

Nous avons peu de choses à dire sur les autres complications viscérales : le traitement de la *myocardite* diphtérique a déjà été exposé complètement à propos de l'angine maligne et de son syndrome toxique secondaire. L'*albuminurie* doit être traitée par le sérum, elle diminue souvent très vite après une ou plusieurs injections; on fera bien de faire boire à l'enfant, pendant plusieurs jours, de l'eau lactosée à 5 pour 100; les œdèmes, l'urémie sont très rares et le passage de la néphrite à l'état chronique sont exceptionnels, et il n'y a pas lieu d'insister plus longtemps.

Plus intéressant, parce que plus discutable, est le traitement de la *paralysie*, complication fréquente puisqu'elle s'observe en moyenne 1 fois sur 5 cas. La paralysie peut être *précoce* et survenir dans les cinq premiers jours de l'angine, il n'y a alors aucun doute, il faut faire des injections répétées de sérum, qui agissent en même temps sur l'angine et sur la paralysie. Mais la paralysie est plus souvent *tardive*, elle apparaît de huit à quinze jours après le début de la maladie, quelquefois même beaucoup plus tard, c'est-à-dire, en somme, plus de dix jours après la dernière injection de sérum, et par conséquent à un moment où une nouvelle injection a beaucoup de chances de provoquer des accidents anaphylactiques. Que faire? Lorsque la paralysie du voile succède à une angine maligne, et qu'elle accompagne le syndrome secondaire que Marfan a décrit, on doit redouter des accidents graves et même la mort subite ; il n'y a donc pas d'hésitation à avoir, il faut refaire du sérum en injections sous-cutanées, comme nous l'avons indiqué. Mais si la paralysie est un accident isolé, sans atteinte de l'état général, la réponse est plus délicate, car dans cette forme, la paralysie diphtérique guérit presque toujours d'elle-même. Cependant Ferré, Mongour, Comby, Barbier estiment que la reprise des injections est susceptible d'en abréger la durée ; M. Netter s'est rangé récemment à cette manière de voir : on fera donc d'abord 5 c.c. de sérum, le lendemain 10 c.c. et puis on renouvellera la même dose tous les deux ou trois jours, jusqu'à ce que la dose totale atteigne 50 ou 60 c.c.

Comme traitement auxiliaire, on pourra employer l'électricité et la noix vomique : faradisation dans les cas bénins, galvanisation dans les formes sérieuses. On donnera de la teinture de noix vomique (2 gouttes par année d'âge). Enfin on fera prendre de préférence aux enfants des bouillies épaisses, qui seront mieux avalées que les liquides ; pour cela, on mettra le malade dans la position horizontale, la tête basse, et on les fera prendre lentement avec une cuiller à café. Ce n'est que lorsque ce moyen aura complètement échoué qu'on pourra recourir à l'alimentation par la sonde.

V. — MESURES A PRENDRE POUR L'ENTOURAGE

Dès qu'une diphtérie est diagnostiquée, il faut prendre des mesures pour préserver l'entourage de la contagion. Il *faut isoler* le malade dans une chambre où l'on entre en mettant une blouse et d'où l'on sort en quittant la blouse et en se lavant la figure et les mains. Cet isolement doit être continué non seulement jusqu'à la guérison, mais *théoriquement jusqu'à la disparition du bacille de la gorge*; or, des ensemencements successifs montrent que si le bacille de Löffler disparaît souvent quelques jours après les fausses membranes, chez de nombreux malades il persiste dans les cryptes amygdaliennes et dans les fosses nasales pendant des semaines, des mois, quelquefois même des années. On peut, il est vrai, le faire disparaître plus rapidement en faisant sucer des pastilles qui sont faites à l'Institut Pasteur avec du sérum antimicrobien et qui ont donné à Sicard, Dopter, Roussel, d'assez bons résultats, à condition que le malade en ait dans la bouche d'une façon presque permanente : malgré tout, il faut considérer que beaucoup de malades sont encore contagieux pendant plusieurs semaines, et on ne peut pas songer les maintenir à la chambre aussi longtemps. L'isolement du malade est donc difficilement efficace, d'autant plus que les garde-malades qui les soignent sont eux-mêmes bien souvent porteurs de bacilles et les disséminent au dehors.

La *désinfection* des locaux et des objets qui ont été en contact avec le malade doit être faite après sa libération, avec tout le soin désirable, quand ce ne serait que pour satisfaire à l'opinion publique; elle risque cependant bien souvent d'être illusoire, puisque, aussitôt désinfectés, les objets peuvent être de nouveau pollués par le convalescent porteur de bacilles.

Aussi n'y a-t-il qu'un moyen sûr d'éviter la contagion et d'empêcher la propagation des épidémies, c'est de faire dans l'entourage des *injections pro-phylactiques de sérum*.

On ne saurait, certes, imposer celles-ci dans tous les cas; on hésitera à injecter préventivement des adultes qui ont peu de chances de contracter la maladie et qui ont, par contre, de grandes chances de présenter des accidents sériques; on pourra hésiter pour certains enfants qui peuvent être tenus parfaitement à l'écart et surtout que le médecin peut surveiller de très près afin de faire une injection à la moindre alerte. Mais les injections sont indiquées dans les autres cas que nous allons schématiser ainsi :

A l'hôpital, il faut injecter tous les enfants entrant au pavillon de diphtérie, au pavillon des douteux et même dans les salles de scarlatine, rougeole et coqueluche, où la diphtérie n'est pas rare. Si un cas de diphtérie éclate en médecine générale ou en chirurgie, il ne faut pas hésiter à injecter tous les enfants qui se trouvent dans la salle contaminée.

Dans les écoles, il ne faut jamais licencier les élèves qui iraient disséminer le bacille dans leurs foyers : il faut surveiller soigneusement chaque jour la gorge de chacun d'eux; si cette surveillance ne peut être faite d'une façon irréprochable, et le cas est fréquent, l'injection préventive s'impose.

Dans les familles, on injectera tous les frères et sœurs du petit malade dans les milieux peu fortunés où la surveillance du médecin ne peut pas être quotidienne.

67364. — Imp. LAHURE, 9, rue de Fleurus, Paris.

A. POINAT, Éditeur - 11, rue Dupuytren, PARIS

Consultations Médicales

FRANÇAISES

Un fascicule par mois.

Chaque fascicule est vendu séparément (envoi franco). . . **O fr. 50**

ABONNEMENT ANNUEL (12 fascicules) : **4 francs.**

ANNÉE 1910 — *FASCICULES PARUS :*

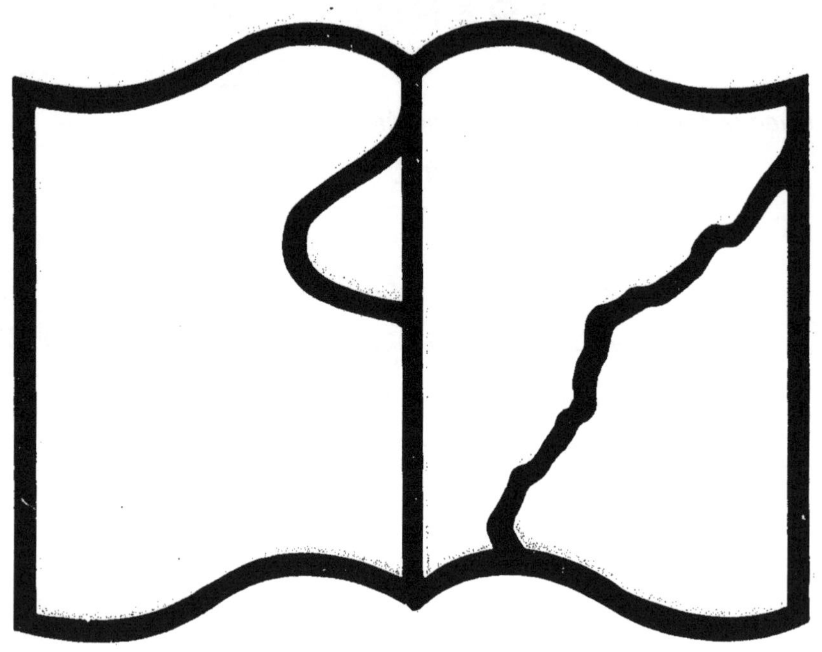

Texte détérioré — reliure défectueuse

Reliure serrée

9 782016 179185